LE CORTISOL

THINGS YOU SHOULD KNOW

(QUESTIONS ET REPONSES)

Rumi Michael Leigh

Introduction

Je voudrais vous remercier et vous féliciter d'avoir acheté ce livre, « Le cortisol, things you should know (questions et réponses) ».

Ce livre vous aidera à comprendre, réviser, avoir une bonne connaissance générale et connaître le vocabulaire qui concerne le cortisol et ses effets sur l'organisme.

Merci encore d'avoir acheté ce livre. J'espère que vous l'apprécierez !

Table des matières

Section 1

1) Le cortisol est-il une hormone ?

- Oui, le cortisol est une hormone.

2) Quelle sorte d'hormone est le cortisol ?

- Le cortisol est une hormone stéroïde.

3) Quel organe fabrique le cortisol ?

- Le cortisol est fabriqué par les glandes surrénales.

4) Où se situent les glandes surrénales ?

- Les glandes surrénales sont situées au sommet des reins.

5) Qu'est-ce que sont les glandes endocrines ?

- Les glandes endocrines sont des glandes qui sécrètent des hormones dans la circulation sanguine.

6) Quelles sont les principales parties du corps qui contrôlent la sécrétion de cortisol ?

- Les principales parties du corps qui contrôlent la sécrétion de cortisol sont l'hypothalamus, l'hypophyse et la glande surrénale.

7) Où se situe l'hypothalamus ?

- L'hypothalamus se situe dans le cerveau.

8) Où se situe l'hypophyse ?

- L'hypophyse est située dans le cerveau.

9) L'hypophyse est aussi appelée ?

- L'hypophyse est aussi appelée la glande pituitaire.

10) L'hypophyse est-elle une glande endocrine ou une glande exocrine ?

- L'hypophyse est une glande endocrine.

Section 2

1) Quelle est la fonction du cortisol ?

- Le cortisol aide le corps à réduire l'inflammation, à augmenter la glycémie, à réguler le cycle du sommeil, la pression artérielle, l'utilisation des glucides, des protéines et des graisses. Il augmente également l'énergie et contrôle le stress, etc.

2) Le cortisol est une classe d'hormones appelées ?

- Le cortisol est une classe d'hormones appelées glucocorticoïdes.

3) À partir de quoi est fabriqué le cortisol ?

- Le cortisol est fabriqué à partir du cholestérol.

4) Quelle est la principale hormone du stress du corps ?

- Le cortisol est la principale hormone du stress du corps.

5) La plupart des cellules du corps ont-elles des récepteurs de cortisol ?

- Oui, la plupart des cellules du corps ont des récepteurs de cortisol.

6) Les niveaux de cortisol sont-ils généralement plus élevés le matin ou le soir ?

- Les niveaux de cortisol sont généralement plus élevés le matin.

7) Le cortisol est-il mauvais pour le corps ?

- Non, le cortisol n'est pas mauvais pour le corps.

8) Le corps peut-il produire un excès de cortisol ?

- Oui, le corps peut produire un excès de cortisol.

9) Le corps peut-il produire une quantité insuffisante de cortisol ?

- Oui, le corps peut produire une quantité insuffisante de cortisol.

10) Qu'arrive-t-il au corps si les niveaux de cortisol restent élevés pendant longtemps ?

- Si les niveaux de cortisol restent élevés pendant une longue période, cela peut entraîner de l'anxiété, des maladies cardiaques, des troubles du sommeil, une dépression, etc.

Section 3

1) Qu'est-ce que le syndrome de Cushing ?

- Le syndrome de Cushing est une maladie où le corps produit trop de cortisol.

2) Qu'est-ce que la maladie d'Addison ?

- La maladie d'Addison est une maladie dans laquelle le corps produit des quantités insuffisantes de cortisol.

3) Les niveaux de cortisol peuvent-ils être gérés ?

- Oui, les niveaux de cortisol peuvent être gérés.

4) Comment gérer les niveaux de cortisol ?

- Les niveaux de cortisol peuvent être gérés avec des changements de mode de vie, une meilleure gestion du stress, un régime alimentaire anti-inflammatoire, une diminution de l'alcool, du repos, un meilleur sommeil, des exercices réguliers, etc.

5) Que fait le cortisol au système immunitaire ?

- Le cortisol diminue la fonction du système immunitaire.

6) Que fait le cortisol au système digestif ?

- Le cortisol diminue la fonction du système digestif.

7) Que fait le cortisol sur la fréquence respiratoire ?

- Le cortisol augmente la fréquence respiratoire.

8) Que fait le cortisol à l'insuline pendant le stress chronique ?

- Le cortisol bloque l'utilisation de l'insuline lors d'un stress chronique.

9) Que fait le cortisol pour la cicatrisation des plaies pendant le stress chronique ?

- Le cortisol peut inhiber la cicatrisation des plaies.

10) Que fait le cortisol aux protéines ?

- Le cortisol décompose les protéines en acides aminés qui se transforment ensuite en glucose.

Section 4

1) Le cortisol provoque-t-il la lipolyse ?

- Oui, le cortisol provoque la lipolyse.

2) Qu'est-ce que la lipolyse ?

- La lipolyse est la décomposition des graisses.

3) Que fait le cortisol au foie ?

- Le cortisol provoque la néoglucogenèse et la glycogénolyse.

4) Qu'est-ce que la néoglucogenèse ?

- La néoglucogenèse est la formation ou la création de nouveau glucose.

5) Qu'est-ce que la glycogénolyse ?

- La glycogénolyse est la décomposition du glycogène.

6) Qu'est-ce que la glycogénèse ?

- La glycogenèse est la formation de glycogène à partir du glucose.

7) Quelle est la fonction de l'insuline ?

- L'insuline régule la glycémie.

8) Quel organe produit de l'insuline ?

- Le pancréas produit de l'insuline.

9) Est-ce que des niveaux élevés de cortisol augmentent la résistance à l'insuline ?

- Oui, des niveaux élevés de cortisol augmentent la résistance à l'insuline.

10) Des niveaux élevés de cortisol peuvent-ils entraîner de la graisse dans le ventre ?

- Oui, des niveaux élevés de cortisol peuvent entraîner de la graisse dans le ventre.

Section 5

1) Qu'arrive-t-il à la production d'hormones avec l'âge ?

\- La production d'hormones diminue avec l'âge.

2) Des niveaux élevés de cortisol pendant une longue période peuvent-ils entraîner une prise de poids ?

\- Oui, des niveaux élevés de cortisol pendant une longue période peuvent entraîner une prise de poids.

3) Des niveaux élevés de cortisol pendant une longue période peuvent-ils conduire à l'ostéoporose ?

\- Oui, des niveaux élevés de cortisol pendant une longue période peuvent conduire à l'ostéoporose.

4) Qu'est-ce que l'ostéoporose ?

\- L'ostéoporose est la diminution anormale de la densité osseuse.

5) Un taux élevé de cortisol pendant une longue période peut-il affecter la mémoire ?

- Oui, un taux élevé de cortisol pendant une longue période peut affecter la mémoire.

6) Le cortisol provoque-t-il une vasoconstriction ou une vasodilatation ?

- Le cortisol provoque une vasoconstriction.

7) Le cortisol inhibe-t-il les histamines ?

- Oui, le cortisol inhibe les histamines.

8) Quelle est la fonction des histamines ?

- Les histamines provoquent les symptômes de réactions allergiques.

9) Le cortisol inhibe-t-il les interleukines ?

- Oui, le cortisol inhibe les interleukines.

10) Qu'est-ce que sont les interleukines ?

- Les interleukines sont des protéines qui font partie du système immunitaire et qui permettent la communication entre les cellules du corps.

Section 6

1) Le cortisol inhibe-t-il les prostaglandines ?

- Oui, le cortisol inhibe les prostaglandines.

2) Que sont les prostaglandines ?

- Les prostaglandines sont des hormones. Ce sont des groupes de lipides qui jouent un rôle important lors de l'inflammation et aussi lors de la reproduction.

3) Quel est le lien entre des niveaux élevés de cortisol et la testostérone ?

- Des niveaux élevés de cortisol diminuent la testostérone.

4) Quel est le lien entre les niveaux de cortisol et les œstrogènes ?

- Des niveaux élevés d'œstrogènes augmentent les niveaux de cortisol.

5) Des niveaux élevés de cortisol peuvent-ils entraîner de l'anxiété ?

- Oui, des niveaux élevés de cortisol peuvent entraîner de l'anxiété.

6) La douleur peut-elle entraîner une augmentation du cortisol ?

- Oui, la douleur, surtout lorsqu'elle n'est pas bien gérée pendant une longue période, peut entraîner une augmentation du cortisol.

7) Quel est le lien entre les endorphines et le cortisol ?

- A court terme, il y a une augmentation des endorphines proportionnellement au cortisol.

8) Que sont les endorphines ?

- Les endorphines sont des hormones peptidiques qui ont des effets analgésiques.

9) Quel est le lien entre la sérotonine et le cortisol ?

- Le cortisol supprime la sérotonine.

10) Qu'est-ce que la sérotonine ?

- La sérotonine est un neurotransmetteur qui aide à maintenir une humeur stable.

Section 7

1) Qu'est-ce que le stress fait au système immunitaire ?

- Le stress affaiblit le système immunitaire.

2) Quelle est la fonction du système immunitaire ?

- Le système immunitaire protège le corps contre les envahisseurs étrangers. Le système immunitaire lutte contre les agents pathogènes.

3) Quels sont quelques exemples d'agents pathogènes contre lesquels le système immunitaire lutte ?

- Quelques exemples d'agents pathogènes contre lesquels le système immunitaire lutte sont les virus, les bactéries, les champignons, etc.

4) Des niveaux élevés de cortisol peuvent-ils entraîner une infection ?

- Oui, des niveaux élevés de cortisol peuvent entraîner une infection.

5) Pourquoi des niveaux élevés de cortisol peuvent-ils entraîner une infection ?

- Des niveaux élevés de cortisol peuvent entraîner une infection car le système immunitaire est supprimé.

6) Un niveau élevé de cortisol augmente-t-il ou diminue-t-il l'appétit ?

- Un niveau élevé de cortisol augmente l'appétit.

7) La déshydratation augmente-t-elle les niveaux de cortisol ?

- Oui, la déshydratation augmente les niveaux de cortisol.

8) Qu'est-ce que la corticolibérine ?

- La corticolibérine est une hormone peptidique sécrétée en réponse au stress.

9) Quel est l'effet d'un faible taux de cortisol sur la CRH (la corticolibérine) ?

- Un faible taux de cortisol augmente la libération de CRH (la corticolibérine) ?

10) L'adrénaline est-elle une hormone du stress ?

- Oui, l'adrénaline est une hormone du stress.

Section 8

1) Quelle est l'action du cortisol sur l'hypothalamus ?

- Le cortisol provoque une rétroaction négative sur l'hypothalamus.

2) Quel est l'effet de rétroaction négative sur l'hypothalamus causé par le cortisol ?

- L'effet de rétroaction négative sur l'hypothalamus causé par le cortisol est la diminution de la corticolibérine.

3) Qu'est-ce que des niveaux élevés de cortisol empêchent l'hypophyse antérieure de libérer ?

- Des niveaux élevés de cortisol inhibent la libération d'ACTH par l'hypophyse antérieure.

4) Qu'est-ce que l'acronyme ACTH ?

- L'acronyme ACTH est l'hormone corticosurrénale.

5) Quelle est la fonction de l'ACTH ?

- L'ACTH stimule la formation de cortisol.

6) Quel est l'effet d'un faible taux de cortisol sur l'ACTH ?

- Un faible taux de cortisol augmente la libération d'ACTH.

7) Quel est le lien entre l'acétylcholine et le cortisol ?

- L'acétylcholine active la sécrétion de cortisol.

8) Quel est le lien entre le GABA et le cortisol ?

- Lorsque le cortisol augmente, le GABA diminue.

9) Quelle est la fonction du GABA ?

- Le GABA est un neurotransmetteur qui a des effets inhibiteurs sur le système nerveux central.

Section 9

1) Qu'est-ce que la stéroïdogenèse ?

\- La stéroïdogenèse est la production de stéroïdes à partir du cholestérol.

2) Quelle est la fonction des stéroïdes dans le corps ?

\- Les stéroïdes aident à réduire l'inflammation dans le corps.

3) Le cortisol aide-t-il à la formation de la mémoire ?

\- Oui, le cortisol aide à la formation de la mémoire.

4) Un bon sommeil peut-il réduire des niveaux élevés de cortisol ?

\- Oui, un sommeil bon et suffisant peut réduire des niveaux élevés de cortisol.

5) Quel est le lien entre le sommeil et l'hormone de croissance ?

\- Le sommeil augmente l'hormone de croissance.

6) Quel est le lien entre l'hormone de croissance et le cortisol ?

- L'hormone de croissance entrave le cortisol.

7) Les stimulants augmentent-ils les niveaux de cortisol ?

- Oui, les stimulants augmentent les niveaux de cortisol.

8) Donner des exemples de deux stimulants courants.

- Deux stimulants courants sont la caféine et la nicotine.

9) La malnutrition peut-elle entraîner un déséquilibre des niveaux de cortisol ?

- Oui, la malnutrition peut entraîner un déséquilibre des niveaux de cortisol.

10) Quels sont les moyens de tester les niveaux de cortisol ?

- Les niveaux de cortisol peuvent être testés par un test de salive, un test sanguin et un test d'urine.

Section 10

1) Quels sont les aliments qui peuvent réduire les niveaux élevés de cortisol ?

- Les aliments tels que les probiotiques, les prébiotiques, le thé noir, le thé vert, le chocolat noir et les fruits entiers peuvent réduire des niveaux élevés de cortisol.

2) Que sont les probiotiques ?

- Les probiotiques sont des substances qui contiennent des bactéries saines.

3) Que sont les prébiotiques ?

- Les prébiotiques sont des aliments qui favorisent l'activité des bonnes et saines bactéries de l'intestin.

4) Quels sont quelques exemples de prébiotiques ?

- Quelques exemples de prébiotiques sont les bananes, l'ail, les oignons, les baies, les asperges, etc.

5) Qu'est-ce que la fermentation ?

- La fermentation est un processus chimique de décomposition de molécules par des micro-organismes.

6) Quels sont quelques exemples de micro-organismes utilisés pour la fermentation ?

- Les levures et les bactéries sont des exemples de micro-organismes utilisés pour la fermentation.

Conclusion

Merci encore d'avoir acheté ce livre. J'espère que cela vous a aidé dans votre cheminement vers la compréhension du cortisol et de ses effets sur le corps.

Si vous avez aimé ce livre, pourriez-vous, s'il vous plaît, le commenter et l'évaluer ? Ce serait apprécié.

Merci.